AF496381

LE CHOLÉRA

Rassurer les Peureux

Avertir les Imprudents

Préserver les Populations

TEL EST LE BUT

DE

CETTE PUBLICATION

Docteur Albin LAFORGUE

Officier de la Légion d'Honneur, chevalier de 3e classe de St-Stanislas de Russie, etc
Membre de plusieurs Sociétés savantes
et de la Compagnie de Chirurgie militaire anglaise, fondée en Crimée
Inventeur des Appareils modelés pour la contention des fractures des membres
Inventeur du Pulviphore utérin qui permet à la femme de se soigner elle-même
Nommé Médecin en chef du Département de la Mayenne, à son retour de Metz,
après la capitulation, et le 8 décembre 1870, Médecin en chef des camps de Cherbourg
avec rang de Médecin principal de 1re classe.

PRIX : 50 CENTIMES

SE TROUVE :

CHEZ L'AUTEUR, 26, Rue Cadet, PARIS

ET CHEZ LES

Principaux Libraires et Marchands de Journaux

AVANT-PROPOS

Le 29 juillet dernier, un dimanche, j'étais à la campagne. Le temps était superbe. Il faisait très chaud. N'y tenant plus, j'étais allé, vers deux heures, m'asseoir sur un banc, dans le bois ombreux. On est mal sur un banc. La terre était sèche; je m'assis au pied d'un arbre. Je suivais des yeux, comme dans une rêverie, les oisillons voltigeant dans les hautes branches; mais insensiblement d'assis je me trouvais allongé et m'endormais.

Vers quatre heures une troupe d'amis envahissait le petit bois et, me trouvant couché par terre, s'excusaient de m'avoir éveillé.

Non, mes amis, je ne dormais plus.

Alors comment êtes-vous resté là, comme au bivouac, exposé aux émanations du sol ? Vous vous croyez donc toujours en campagne, à la guerre ? Pourtant vous fulmineriez si quelqu'un de nous en faisait autant.

— C'est vrai; mais c'est que je songeais.

— A quoi pensiez-vous donc de si intéressant que ne dormant plus vous n'ayez pas eu peur de la sciatique ?

Je pensais au choléra.

Je me disais qu'à Marseille pas plus qu'à Toulon on n'a rien fait de pratique pour en préserver la population, qu'il n'a été donné aucune instruction indiquant à chacun ce qu'il y aurait à faire en cas d'indispotion prémonitoire, avant-coureur de l'attaque du choléra, Or c'est précisément cette indisposition qu'il faut soigner pour éviter l'éclosion cholérique.

Je pensais encore que si les populations du midi se sont affolées c'est qu'on a permis au choléra de prendre les allures d'un fantôme, fantôme d'autant plus effrayant que personne ne lui a mis sous le nez la lanterne de la science, j'entends de la science pratique. On cherche le microbe et les microbistes ont semé la peur plus que le choléra lui-même.

Un bon conseil pratique simple et facile vaudrait mieux que tous les esbroufes du docteur Kock et consorts.

Je me souvenais encore que dans l'épidémie de 1849, étant à Lyon où le choléra sévissait, j'avais pu en préserver mon régiment, et aussi à Varna en 1854.

Il faut écrire tout cela, docteur. Si vous avez un bon conseil il faut le donner tout de suite dans l'intérêt de l'humanité.

Mes chers amis, je suis un trop petit personnage pour que ma voix puisse avoir le moindre retentissement. Le public n'écoute que ceux qui font du tapage. Puis, on ne peut pas, là, illico, rédiger un article sur le choléra. Il faudrait le faire à tête reposée.

Eh ! bien vous l'écrirez demain.

Demain, lundi, impossible ; c'est ma consultation gratuite et je suis absorbé du matin au soir.

Eh ! bien vous l'écrirez après demain.

Je vous l'ai dit, mes chers amis, cet article que

vous me demandez je le ruminais quand vous êtes venus.

Je l'ai bien là présentement dans la tête, mais après-demain il n'y sera plus; un autre courant d'idées, les exigences de ma clientèle l'auront emporté.

Alors un de ces Messieurs tirant un carnet de sa poche, me dit : dictez, j'écris.

Ainsi fut fait. Puis il mit l'article au net, j'y fis quelque corrections de style et le lendemain il l'apportait à un petit journal de sa connaissance.

L'article paraissait le 1er juillet.

Quelques jours après un des rédacteurs de ce journal, M. Gaëtan d'Alba, vint me demander la suite, et voilà comment j'ai été amené à écrire ces articles. Des journaux de province les ont reproduits, mais, l'épidémie semblant disparaître, il n'y avait plus d'actualité.

Le choléra est à Paris et l'on m'a sollicité de publier ces articles en une petite brochure.

A quoi bon ? ils n'en valent peut-être pas la peine. Puis je n'aime pas à me jeter dans le bruit de la rue. Puis encore le froid semble vaincre l'épidémie et j'aurais l'air de venir comme un soldat après la bataille.

On insiste. On me dit : mieux vaut tard que jamais.

Vas donc petite brochure, gare-toi des sceptiques, ne te fais pas trop d'ennemis et tâche d'être utile à mon prochain si ce n'est aujourd'hui, une autre fois.

A. L.

Mardi 1er *Juillet* 1884.

Actualité Rétrospective

SUR

LE CHOLÉRA

PREMIER ARTICLE

En 1849, le choléra sévissait à Lyon, mais s'était abattu surtout sur la garnison et plus particulièrement sur le 19e de ligne, auquel j'étais attaché en qualité de médecin aide-major.

Presque tous nos hommes étaient atteints de diarrhée prémonitoire avec ces douleurs abdominales sourdes qui caractérisent l'invasion du choléra épidémique, et qui indiquent un commencement d'empoisonnement cholérique.

Mon médecin major, M. Secourgeon, chirurgien des plus distingués, avait prescrit comme moyen préventif l'addition de riz à la marmite et de donner en outre de la tisane de riz aux diarrhéïques; mais le choléra poursuivait son développement inexorablement.

Sur ces entrefaites, M. Secourgeon fut détaché à l'hôpital militaire qui était encombré de cholériques, et dont le personnel médical était insuffisant; de ce fait, je devins chef de service du régiment.

Deux jours après, le colonel Courant, qui commandait

le 19e de ligne, passait la revue des chambrées. Le tiers des hommes était couché, atteint de cette diarrhée prémonitoire dont je viens de parler; nous arrivions au dernier homme de la dernière chambrée... Celui-là aussi était au lit.

Alors, le colonel Courant, qui était un de ces chefs « *promptus consilio manuque,* » comme dit Salluste, et qui avait manifesté durant toute cette visite une certaine irritation de voir son régiment alité, se tourna brusquement vers moi et me dit :

— Enfin, docteur, la médecine est donc impuissante contre ces diarrhées, et vous ne savez aucun moyen d'y remédier?

Je répondis : Je connais un moyen, mais il ne me paraît pas praticable dans un régiment.

Le Colonel. — Praticable ou impraticable, s'il est bon, il sera exécuté; quel est-il?

Moi. — Ce moyen consiste tout simplement à se mettre sur le ventre une bonne feuille de ouate et à ne plus boire que des infusions très chaudes de menthe poivrée.

Le Colonel. - Ce n'est que ça ?

Moi. - Oui, mon colonel; seulement, il faudrait que chaque compagnie put me fournir le nombre de ouates nécessaires; quant à la tisane de menthe, je me charge de la faire préparer à l'infirmerie, si vous m'en donnez les moyens.

Le Colonel. — Capitaine adjudant-major, transmettez l'ordre à tous les capitaines de compagnie de se trouver immédiatement à la salle du rapport.

Cinq minutes après nous étions réunis et le colonel donnait l'ordre suivant :

— Docteur, vous allez tout de suite indiquer le type des ouates qu'il vous faut et le marchand chez lequel on les trouvera. Quand à la menthe vous n'avez qu'à dire au trésorier où il pourra vous en procurer.

— Combien vous faut-il de ouates ?

Moi. — Une cinquantaine par compagnie.

Le Colonel. — Messieurs les capitaines, dès ce soir vous ferez déposer chacun cinquante ouates à l'infirmerie et vous en prendrez le prix sur les fonds de l'ordinaire.

Le lendemain matin j'avais à mon infirmerie une montagne de ouates. J'en faisais mettre une sur le ventre de chaque diarrhéïque et cela à leur plus grande satisfaction. Tous avaient en outre de la tisane de menthe à discrétion: je n'avais pas négligé, bien entendu, le régime et la classique potion opiacée.

En moins de trois jours la diarrhée prémonitoire était coupée et comme conséquence je n'avais plus de choléra dans mon régiment.

Devant un résultat si décisif, les officiers et même le colonel se collèrent la feuille de ouate sur le ventre. Ils disaient en riant, je me la suis collée, et du coup je fus surnommé « le Docteur à la Ouate. »

A. L.

DEUXIÈME ARTICLE

J'ai publié le 1er juillet dernier, un article relatant comment en 1849, à Lyon, j'avais pu, en coupant la diarrhée prémonitoire, faire cesser le choléra qui sévissait sur le 19e de ligne auquel j'étais attaché en qualité de médecin aide-major.

Je viens aujourd'hui parler du choléra de Varna, dit de la Dobruscha (Turquie) qui faucha, en juillet et août 1854, près de dix mille de nos soldats, sur un effectif de quarante-quatre mille hommes.

Dans les rapports publiés à cette époque, ce chiffre des victimes fut diminué considérablement, en même temps, qu'on augmentait notre effectif en y comprenant dix à douze mille bachi-bouzoucks. C'était, sans doute pour ne pas émouvoir l'opinion publique en France.

Il n'en est pas moins authentique qu'au moment où notre flotte nous emportait, le 7 septembre suivant, de la baie de Balchik aux plages d'Oldford, en Crimée, nous étions réduits à vingt-quatre mille, et pourtant on n'avait laissé à Varna que les malades. Dans la traversée qui dura sept jours, nous perdîmes encore six cents cholériques.

En réalité, le choléra de Varna-Dobruscha avait donné un mort sur quatre à cinq survivants.

Voilà un choléra dans toute son horreur à côté duquel celui de Toulon-Marseille ne représente qu'une épidémie bénigne.

Eh bien ! je me propose de démontrer qu'il m'a été possible, comme je l'avais fait en 1849, à Lyon, pour le 19e de ligne, de préserver, même d'un choléra aussi épouvantable, le corps de troupe dont j'étais le médecin.

Depuis, je suis resté convaincu que si l'hygiène publique n'était pas en défaut, si l'hygiène privée était observée, s'il n'était commis mille imprudences, si la diarrhée prémonitoire était évitée, si tout au moins elle était traitée efficacement et tout de suite, je suis convaincu, dis-je que le choléra serait réduit en quelque sorte à l'impuissance.

J'étais attaché à l'artillerie de la 4e division. Nous étions partis de Gallipoli le 18 juin et, après avoir traversé la Turquie en passant par Andrinople, nous arrivions aux campements de Varna, le 12 juillet, juste au moment où le choléra y faisait son apparition. Mais il ne fut dans toute son intensité que du 25 juillet au 20 août.

On nous avait campé au centre de l'infanterie de notre division, ce qui me parut une mauvaise condition pour recevoir le sinistre faucheur : le choléra.

Nous avions pour commandant un homme très soucieux de la santé de ses soldats et dont j'avais l'entière confiance, le chef d'escadron d'artillerie de Tryon. Je lui proposai les mesures suivantes :

1° De nous mettre en dehors des autres troupes, en portant notre campement près d'un bois qui était dans le voisinage. Il en obtient l'autorisation du général Forest, qui commandait la division.

2° De construire dans notre nouveau campement une vaste infirmerie en clayonnage.

3° Qu'il me fut donné toute latitude et autorité pour les autres mesures préventives de ma compétence.

Il y adhéra avec empressement.

Dès le lendemain, nos voitures d'artillerie allaient, avec les hommes de corvée, dans la forêt voisine faire ample provision de longs piquets et de branches traînantes.

Je traçai le périmètre de mon infirmerie qui fut circonscrit par les piquets solidement plantés en terre; puis, d'un piquet à l'autre, on entrelaça les branches avec leurs feuilles, ce qui constitua une clôture impénétrable, de deux mètres de hauteur. J'avais aussi établi un couloir tortueux clayonné, conduisant de mon enceinte à un fossé creusé profondément et clos par des branches fichées dans le sol; ce qu'en terme de campement on appelle *la feuillée*. Les déjections y étaient à mesure recouvertes de terre.

Mon commandant put me procurer de l'intendance deux grandes tentes et fit acheter à Varna une chaudière.

Pendant ce temps j'étais allé avec mes infirmiers récolter de la menthe sauvage, que j'avais découverte dans les environs.

Quand tout fut installé, je fis dresser ma tente à l'entrée de mon infirmerie, m'en faisant comme le portier, où, pour mieux dire, le Cerbère.

A partir de ce moment, tout homme atteint de diarrhée prémonitoire fut enfermé et soumis au régime qui suit:

1° Diète plus ou moins sévère, selon la gravité des cas ;

2° Défense absolue, ou plutôt impossibilité de boire froid;

3° Tisane de menthe concentrée et très chaude à discrétion ;

4° De l'opium à dose variable, selon les indications.

D'autre part, je veillais à ce que malades et valides portassent la ceinture de flanelle bien appliquée sur le ventre, chose difficile à obtenir quand il fait si chaud, surtout de ceux qui n'en comprennent pas l'importance.

J'empêchais en outre et rigoureusement nos artilleurs de boire de l'eau froide entre les repas, ce qui est très scabreux; car les hommes qui ont soif n'écoutent souvent que leur bestialité. Heureusement, j'avais à leur offrir une boisson chaude et agréable : l'infusion de menthe à volonté.

Il faut dire aussi qu'officiers et sous-officiers me secondaient de leur mieux.

Je n'ai eu que trois cholériques : un brigadier-fourrier et deux plantons, que leur service appelait dans la ville de Varna, où ils commettaient des imprudences, buvaient froid étant en sueur, etc.

Un jour, mon commandant m'annonça que j'allais être décoré, que le général en chef avait donné l'ordre de présenter un aide-major, le plus méritant, dans chaque division, que j'étais proposé très chaleureusement, qu'il avait lui-même porté ma proposition au général Forest, qu'étant le plus ancien en grade de la division la chose était sûre, etc.

J'entrevoyais déjà la joie qu'allait éprouver ma vieille mère à la nouvelle que j'avais le ruban.

Il y avait dans notre division un aide-major moins ancien dont le régiment avait le plus souffert, avait eu le plus de cholériques. Il est vrai qu'il n'avait été pris aucune mesure préventive, pas plus, du reste, que dans les autres corps de troupe.

Toujours est-il que le camarade avait eu beaucoup de fatigue, sur pied jour et nuit, donnant les premiers secours à ses cholériques, les faisant apporter à l'ambulance comme c'était l'ordre. et qu'il avait fait bravement son devoir.

C'est lui qui fut décoré.

Ah ! si j'avais eu seulement une cinquantaine de décès, c'est moi, l'ancienneté primant, qui aurais été nommé; mais je n'avais eu que trois cholériques et j'en avais sauvé deux. Un seul mort ! Ça ne pouvait pas compter. C'est justice

Heureusement cette décoration entrevue me fut apportée, un peu plus tard, devant Sébastopol, par la mitraille russe.

Si j'ai évoqué ce souvenir tout personnel, ce n'est pas qu'il m'ait laissé une amertume, j'en ris plutôt, mais parce qu'il est un enseignement.

Il est un enseignement parce qu'aujourd'hui c'est la même chose.

L'honneur n'est pas, en fait de choléra, à la médecine qui prévoit; il est tout entier à la médecine curative. Plus y a de décès et plus l'honneur est grand.

C'est qu'on ne considère que le péril.

Moi aussi, quand je vois tous ces confrères de Toulon et de Marseille qui vont au choléra comme un soldat va au canon, je ne puis m'empêcher de crier : bravo. Ils ont mérité la croix d'honneur. J'espère qu'ils l'auront tous.

C'est qu'aussi, il faut bien l'avouer, la médecine préventive est si timide, si indécise, si vague qu'elle prête presque à la dérision.

Voyez l'académie de médecine qui est comme le sanctuaire de la science ; elle a été interrogée par le gouvernement.

Que faut-il faire contre l'invasion du choléra ?

Elle a délibéré majestueusement et l'oracle a répondu :

1° Qu'il n'existait pas de mesures ni de moyens efficaces;

2° Que c'était à chacun à faire sa propre hygiène.

Ce qui revient à ceci : que chacun se débrouille comme il pourra.

Je dirai, dans un prochain article, comment il faut se débrouiller. A. L.

TROISIÈME ARTICLE

J'ai dit dans l'article précédent, que je préciserais, par quelle hygiène et par quels moyens préventifs on peut se préserver du choléra.

Mais, avant d'exposer quelle est cette hygiène et quels sont ces moyens, je crois nécessaire, pour être compris de tous, de définir ce qu'il faut entendre par diarrhée prémonitoire.

A cet effet, j'ouvre le dictionnaire de Robin et Littré, au mot prémonitoire et je lis :

« Adjectif dérivé du latin *præmonere*, qui veut dire avertir. Diarrhée prémonitoire, celle qui, durant une épidémie de choléra asiatique, règne d'une manière générale dans la population. L'expérience a montré, qu'en beaucoup de cas, cette diarrhée négligée mène au choléra. Il est urgent de l'arrêter aussitôt que possible, par un traitement judicieux.» *(Ouvrage publié en 1867.)*

La diarrhée prémonitoire est donc cette diarrhée qui vous avertit, que vous avez un commencement d'empoisonnement cholérique, que vous êtes dans la période d'incubation, c'est-à-dire que le choléra couve en vous, que vous en avez le ferment, que les microbes, pour parler le langage des microbistes, se développent, se multiplient, passent dans le sang et ainsi des intestins au cerveau. Alors le choléra éclate brusquement et peut vous trousser en quelques heures.

On dira : c'est là un cas foudroyant, non, car il y avait eu avertissement.

J'entends par choléra foudroyant celui qui vous saisirait à l'improviste et en pleine santé, sans prodromes, signes précurseurs, ni malaise abdominal, ni diarrhée, et vous ferait passer, sans avoir crié gare, de vie à trépas.

Ce choléra existe-t-il ? Je ne le crois pas. Je ne l'ai jamais rencontré, bien que j'aie assisté à l'épidémie la plus terrible des temps modernes, celle de Varna-Dobruscha.

Pourtant je ne le nie pas absolument, puisque d'autres l'affirment. Toutefois je reste convaincu qu'il y a toujours des prodromes avertisseurs. Ces prodromes, je le reconnais, peuvent être de très-courte durée, quand l'intoxication cholérique a été très intense, ce qui explique qu'ils puissent rester parfois inaperçus.

En résumé, je ne crains pas de poser en principe ceci :

1° Si vous n'avez pas la diarrhée prémonitoire, bravez le choléra.

2° Si vous l'avez, gare à vous.

3° Si vous la coupez tout de suite, n'ayez plus peur.

La diarrhée prémonitoire est précédée par un malaise d'entrailles indéfinissable et accompagnée de douleurs sourdes abdominales caractéristiques.

Quelle en est la cause ?

Elle est évidemment la même que celle du choléra, car, presque tout le monde en est atteint plus ou moins fortement, dans toute épidémie cholérique.

Cette cause je pourrais la discuter ayant à ce sujet des idées arrêtées, mais *non est hic locus* (ce n'est pas ici le lieu).

Comment éviter la diarrhée prémonitoire ?

1° En ne faisant aucun excès, aucun abus, en ne commettant aucune imprudence.

2° En suivant un régime alimentaire normal.

Les aliments humains se divisent en quatre classes.

1re classe : Les aliments amylacés, c'est-à-dire, à base de fécule: tous les farineux.

2e classe : Les aliments fibrineux, albumineux, gélatineux, caséeux: tous ceux qui nous viennent des animaux.

3e classe : Les aliments sucrés, pulpeux, mucilagineux, acidules, etc., tous les légumes verts et les fruits.

4e classe: Les aliments gras : graisses, beurres, huiles fixes.

Le régime normal est celui dans lequel ces quatre classes d'aliments entrent en proportion harmonique.

On peut, à la rigueur, se passer des aliments de la 2e classe et rester en bonne santé. Toutefois les végétariens n'ont pas les forces agissantes très puissantes et sont plus exposés aux épidémies.

En 1871, étant médecin en chef des camps de Cherbourg, j'avais établi un hôpital dans le couvent de la Trappe, à Briquebec (Manche) et j'y ai vu les moines mourir comme des mouches de la variole noire; tandis que mon personnel médical et les infirmiers bien nourris, bonne viande et bon vin, furent indemnes.

Mais ce serait une erreur plus grande encore de proscrire, en temps de choléra, les légumes verts et les fruits qui contiennent une substance indispensable à la vie, aussi indispensable que le sel, le tannin, ce tonique par excellence et qui n'existe que dans les végétaux. Si le quinquina est tonique c'est qu'il contient 25 pour cent de tannin.

Se priver de légumes et de fruits serait donc éliminer le tannin; or dès que ce tonique astringent fait défaut l'état scorbutique commence, c'est-à-dire la désagrégation de nos tissus; dès que nous manquons d'eau de végétation, l'échauffement se fait; deux choses qui sont la pire des conditions pour affronter le choléra.

Le tannin est en outre antiseptique, c'est-à-dire antiputride, antiferment. En voici la démonstration :

Prenons, par exemple, un cheval destiné à être abattu, donnons-lui tous les jours avec son avoine, dans son barbotage, cinq cents grammes de poudre impalpable d'écorce de chêne, dose qui représente une soixantaine de grammes de tannin; puis, après un mois ou cinq semaines, tuons l'animal et abandonnons son cadavre au milieu d'un champ. Eh bien! il restera quarante jours avant de se putrifier. Il a été tanné vivant.

Voyez les cochons des Appenins (Italie), nourris et engraissés au gland de chêne vert qui contient 9 pour cent de tannin; ils ont une chair délicieuse, de la chair tannée vivante inattaquable par la trichine. On en fait ces énormes saucissons à peine salés et pourtant incorruptibles qui nous arrivent sous le nom de Mortadella di Bologna.

Le tannin est donc un antiputride comestible, un aliment antiferment et n'ayant aucun des inconvénients des autres antiseptiques dont on nous assourdit les oreilles et empoisonne le nez depuis qu'il est question de choléra.

En conséquence, je conseille de rechercher les végétaux comestibles qui contiennent le plus de tannin.

Cependant il ne faut point abuser des fruits et encore moins, lorsqu'on en a mangé, boire de l'eau par dessus. On s'exposerait à se donner un flux qui ne tarderait pas à tourner, comme toute diarrhée, sous l'influence du choléra, en diarrhée prémonitoire.

Avec les fruits, particulièrement s'ils sont très aqueux, il faut boire du vin pur, et, de préférence, du gros vin du midi, qui est riche en tannin.

Le café aussi contient un tannin très délicat, mais qui reste en grande partie dans le marc. Or, en faisant bouillir le marc on obtient une boisson tonique légèrement amère, qui n'agite pas les nerfs et paraît très utile comme préservatif de la diarrhée prémonitoire.

Il est d'autres substances usuelles plus ou moins aromatiques et amères qui contiennent du tannin et avec lesquelles on peut faire des infusions ou décoctions préventives que l'on prendra entre les repas en place de boissons froides; par exemple, la feuille d'oranger, le thé, la menthe, la petite centaurée, la chicorée, la gentiane, etc.

Il est encore des végétaux très répandus qui sont beaucoup plus riches en tannin, la feuille de ronce et de noyer, le bois de quassia amara, la racine de colombo, le brou de noix, le gland et l'écorce de chêne, la coca, le quinquina, la ratanhia, le cachou, la noix de galle, etc., mais j'en déconseille l'usage sans la prescription du médecin, car, s'il est bien de se tonifier, il serait peut-être imprudent de se tanner comme le cheval dont j'ai parlé.

Il est deux causes principales de diarrhée et même de cholérine.

La première est de boire froid entre les repas et, à plus forte raison glacé, surtout si l'on est en sueur. — J'ai soif. — Voilà un argument irrésistible. Le fou boit à la glace. Le sage prend une infusion bouillante.

La deuxième cause, c'est le refroidissement du ventre. On est en plein été. Il fait si chaud! comment dormir? On rejette la couverture, puis le drap, enfin tout. Le ventre est à nu. On se sent mieux à l'aise, On dort. Les plus imprudents laissent la croisée entr'ouverte. Que c'est bon cette fraîcheur! Le lendemain on a la colique, etc:

Chose remarquable, plus il fait chaud et plus le refroidissement du ventre est à craindre. Dans les pays tropicaux c'est là le grand péril, le pourquoi de ces dyssenteries qui emportent les européens en quelques jours.

Si votre prudence ne vous empêche pas de coucher, en pleine canicule, dans le plus léger vêtement, mettez au moins sur votre ventre une large ceinture de flanelle. Puis, n'oublions pas que les petits enfants ont le ventre très près de terre et sont conséquemment très exposés au refroidissement abdominal. C'est ce qui explique cette forte proportion de choléra infantile. Laissez vos enfants aller nu-tête, mais jamais nu-ventre.

Comment couper la diarrhée prémonitoire ?

J'ai là, sous les yeux, un petit opuscule populaire intitilé : *Instruction sur les précautions et les mesures hygièniques à prendre en cas d'épidémie de choléra.* Cette instruction est signée par douze médecins les plus compétents.

Or j'y lis page III : *Le moindre trouble digestif peut être le prélude d'une attaque de cholera, il ne faut jamais le négliger car une attaque peut être prévenue ou arrêtée par un traitement rapide, et l'on doit appeler immédiatement le médecin.*

Je ne puis qu'applaudir à ce conseil : appeler le médecin.

Malheureusement, il est de pauvres familles qui hésitent, qui temporisent par incurie et aussi, il faut bien le dire, souvent par crainte de la dépense. D'autre part, en temps d'épidémie, le médecin est sollicité de tous côtés et ne peut être partout à la fois. C'est pire à la campagne, où les distances sont grandes et les médecins clair-semés. Durant ce temps la diarrhée prémonitoire courant, n'est-il pas à redouter que l'attaque de choléra se déclare ?

Ces considérations m'ont entraîné à dire ce qu'il faudrait faire, à mon avis, en attendant le médecin.

1° Diète et s'abstenir absolument de toute boisson froide,

2° Se mettre sur le ventre une large feuille d'ouate et très épaisse, bien maintenue par une ceinture de flanelle.

3° Ne boire que des infusions concentrées et très chaudes de menthe poivrée et que l'on peut légèrement alcooliser avec du cognac, du rhum ou du kirsch.

Mon expérience semble prouver que l'huile essentielle et le tannin que renferme la menthe, auraient la propriété de détruire la fermentation cholérique.

4ᵉ Ajouter à chaque bol de cette infusion si précieuse, une à deux gouttes de laudanum, mais ne jamais aller au delà de dix à quinze gouttes pour un adulte, en 24 heures.

Pour un enfant de six mois à un an, la dose de laudanum ne doit pas dépasser une à deux gouttes, aussi en 24 heures.

On pourrait calculer une demi-goutte pour chaque année en plus, ce qui ferait environ cinq à six gouttes pour un enfant de dix ans, toujours en 24 heures.

Ce traitement tout préventif allègerait bien des angoisses et peut-être aussi la responsabilité du médecin.

Que de batailles perdues pour être arrivé trop tard.

Dr ALBIN LAFORGUE.

CONCLUSION

J'ai dit, dans mon avant-propos, que personne encore n'avait éclairé pratiquement la question du choléra.

Je me rétracte.

M. Jules Guérin, l'illustre académicien, a prononcé, le 22 juillet 1884, devant l'Académie de Médecine, un discours des plus remarquables où, théoriquement, cette question est élucidée. Toutefois il ne formule pas de traitement.

Actuellement, comme sanction de ma pratique et de mes opinions, je cite le passage de ce discours qui a trait à la diarrhée prémonitoire. Or ce grand maître s'exprime ainsi :

La diarrhée prémonitoire n'est pas suffisamment comprise par la généralité des médecins, parce, que pendant longtemps, ils n'y ont vu qu'une prédisposition à la maladie et non la maladie elle-même à son début; si bien que toutes les diarrhées, quelles que fussent leurs origines, étaient indistinctement considérées comme pouvant favoriser son explosion. Aujourd'hui il n'y a pas et il ne peut y avoir de doute à cet égard: la diarrhée qui précède la période grave du choléra c'est la diarrhée cholérique une partie du choléra, le choléra lui-même à son début. C'est pour cela, et pour exprimer ce caractère, cette liaison du choléra qui commence avec le choléra complètement réalisé, que j'ai appelé cette diarrhée initiale, la diarrhée prémonitoire, *et non simplement la diarrhée. Si les médecins qui ont été chargés officiellement des instructions à donner au public avaient mieux compris et mieux fait comprendre cette vraie signification des dérangements d'entrailles en temps d'épidémie, ils ne se seraient pas bornés à dire qve* tout *trouble digestif* peut être *le prélude d'une attaque de choléra, mais que presque toujours c'est le premier symptôme du choléra lui-même, auquel il faut se hâter de porter remède.*

Il est certain, comme je l'ai dit, que la notion de la diarrhée prémonitoire n'est pas suffisamment vulgarisée. Si le public et même beaucoup de médecins étaient mieux pénétrés de son importance, on ne verrait plus tous les jours annoncer des cas de choléra foudroyants. *Il faut donc dire et répéter au public qu'il n'y a pas de cas foudroyants; que la maladie commence et s'annonce, dans l'immense majorité des cas, par un dérangement d'entrailles qui dure de 2 à 6 jours, et que, comme me l'a écrit le docteur Bourgarel, au début de l'épidémie de Toulon, et comme l'a confirmé plus récemment M. Rochard devant l'académie: il n'y a pas eu à Toulon de ces cas de choléra foudroyants; la diarrhée prémonitoire n'a fait défaut dans aucun cas.*

Il nous paraît certain que, si ce fait aujourd'hui bien établi et généralisé était suffisamment porté à la connaissance du public, il deviendrait pour lui le plus puissant moyen de le rassurer en lui révélant les vraies chances de guérison qu'il possède, et qu'il n'a pas suffisamment connues et appréciées jusqu'ici..

Bulletin de l'Académie de Médecine, n° 30
pages 978 et 979.

Il résulte de cette citation que la diarrhée prémonitoire est bien, comme je l'ai dit, la première période, la période d'incubation du choléra.

C'est donc cette période d'incubation, ce commencement du choléra qu'il faut surveiller, soigner et guérir ; qu'il faut guérir tout de suite pour s'éviter la deuxième période, la période d'éclosion.

Mon expérience m'a apris par quels moyens ont peut faire avorter l'éclosion du choléra. Je viens de les exposer. Que le public me lise ou ne me lise pas, j'ai rempli mon devoir.

Mais si l'Académie de médecine, avec sa haute autorité, avait rédigé une instruction claire, précise et à la porté de toutes les intelligences indiquant :

1° Le péril de la diarrhée prémonitoire ;

2° Par quelle hygiène il serait possible de la prévenir ;

3° Par quel traitement on peut la couper aussitôt ;

Si cette instruction avait été faite et si le gouvernement l'avait fait répandre à profusion dans les populations, nous n'aurions pas eu de panique et peut-être la mortalité eut-elle été insignifiante.

Malheureusement l'Académie n'a su que nous désinfecter.

Imp. Delacroix-Froust, 13, Rue Caumartin, Paris

Imprimerie Delacroix-Froust, 13, rue Caumartin, Paris

www.ingramcontent.com/pod-product-compliance
Ingram Content Group UK Ltd.
Pitfield, Milton Keynes, MK11 3LW, UK
UKHW021203230726
13926UKWH00001B/272

9 782013 588928